LERNEN SIE, IHREN STOFFWECHSEL ZU MAXIMIEREN

ABNEHMEN DURCH BESCHLEUNIGTE KALORIENVERBRENNUNG, SCHNELLES ABNEHMEN MIT EINEM ULTRA-LEISTUNGSFÄHIGEN GRUNDUMSATZ

Jessy M. Brown

Inhaltsverzeichnis

Einführung: Stoffwechsel

Einige Leute denken an den Stoffwechsel als eine Art Organ oder einen Teil des Körpers, der die Verdauung beeinflusst.

Tatsächlich ist der Stoffwechsel kein Teil des Körpers.

Der Stoffwechsel ist der Prozess der Umwandlung von Lebensmitteln (z.B. Nährstoffen) in Kraftstoff (z.B. Energie). Der Körper nutzt diese Energie, um eine Vielzahl von wesentlichen Funktionen zu erfüllen.

Tatsächlich wird Ihre Fähigkeit, diese Seite zu lesen, durch Ihren Stoffwechsel bestimmt.

Wenn du keinen Stoffwechsel hättest, könntest du dich nicht bewegen.

In der Tat, lange bevor Sie merkten,

dass Sie keinen Zeh heben oder Ihren Fuß heben konnten, hätten Ihre inneren Prozesse aufgehört, denn die grundlegenden Komponenten des Lebens - zirkulierendes Blut, Umwandlung von Sauerstoff in Kohlendioxid, Vertreibung von potenziell tödlichem Abfall durch die Nieren und so weiter. - es hängt alles vom Stoffwechsel ab.

Obwohl wir unseren Stoffwechsel als eine einzige Funktion betrachten, ist er eigentlich ein Sammelbegriff für eine Vielzahl von Funktionen, die im Körper stattfinden. Jede Sekunde jeder Minute eines jeden Tages Ihres Lebens finden zahlreiche chemische Umwandlungen durch den Stoffwechsel oder die Stoffwechselfunktion statt.

In gewisser Weise wird der Stoffwechsel als ein Harmonisierungsprozess bezeichnet, der zwei kritische Körperfunktionen erreicht, die sich nicht zu einigen scheinen.

➢ *Anabolismus und Katabolismus*

Unser Körper schafft ständig mehr Zellen, um tote oder dysfunktionale Zellen zu ersetzen. Wenn Sie sich zum Beispiel in den Finger schneiden, beginnt Ihr Körper mit der Bildung von Hautzellen, um das Blut zu gerinnen und den Heilungsprozess sofort zu starten. Dieser Prozess der Schöpfung ist eine metabolische Reaktion, und er wird Anabolismus genannt.

Auf der anderen Seite gibt es genau die entgegengesetzte Aktivität, die in anderen Teilen des Körpers stattfindet. Anstatt Zellen und Gewebe aufzubauen, baut der Körper Energie ab, damit der Körper funktionieren kann.

Zum Beispiel, wenn Sie trainieren, steigt Ihre Körpertemperatur und Ihre Herzfrequenz. Während dies geschieht, benötigt Ihr Körper mehr Sauerstoff, so dass Ihre Atmung zunimmt. Wenn sich Ihr Körper nicht an diesen erhöhten

Sauerstoffbedarf anpassen könnte, würden Sie zusammenbrechen. Und all dies erfordert zusätzliche Energie.

Angenommen, Sie übertreiben nicht, wird Ihr Körper in einem Stoffwechselprozess namens Katabolismus anfangen, Nahrung in Energie umzuwandeln.

Sein Stoffwechsel ist ein ständiger Prozess, der auf zwei scheinbar gegensätzliche Arten abläuft: Anabolismus nutzt Energie, um Zellen zu bilden, und Katabolismus baut Zellen ab, um Energie zu erzeugen.

Der Stoffwechsel ist ein Harmonisierer. Es bringt zwei scheinbar gegensätzliche Funktionen zusammen, und zwar auf eine optimale Weise, die es dem Körper ermöglicht, bei Bedarf Zellen zu bilden und bei Bedarf wieder abzubauen.

Stoffwechsel und Gewichtsabnahme

Beginnen wir mit Kalorien: *Was sind Kalorien?*

Kalorien sind einfach Maßeinheiten, keine echten Dinge. Es sind Etiketten wie ein Zoll, die wirklich nichts sind, aber sie messen den Abstand zwischen zwei Punkten.

Was also *messen Kalorien?*

Antwort: *Energie.*

Dein Körper erzeugt Energie aus den Lebensmitteln, die du isst, ob sie gesund sind oder nicht. Schaffen Sie Energie aus Obst und Gemüse mit dem gleichen Prozess, den Sie verwenden, um Energie aus Schokoriegeln und Süßigkeiten zu erzeugen.

Obwohl Sie wissen, dass es für Ihren Körper am besten ist, Energie aus Obst und Gemüse zu gewinnen, bewertet Ihr Körper die Nahrung nicht. Es erzeugt Energie aus dem, was Sie ihm zuführen.

Klingt seltsam, aber es ist dem Körper egal. Für den Körper ist Energie Energie Energie. Du brauchst alles, was du bekommen kannst, und du weißt wirklich nicht, dass einige Lebensmittel gesünder sind als andere. Es ist wie ein Müllschlucker: Es nimmt, was man auf den Boden legt, ob es fällt oder nicht.

Also lassen Sie uns das auf den Körper und die Gewichtszunahme anwenden. Wenn der Körper eine Kalorie erhält, muss er etwas mit dieser Energie machen. Wenn eine Karotte Ihrem Körper 100 Kalorien hinzufügt, müssen Sie diese 100 Kalorien akzeptieren. Das Gleiche gilt für die 200 Kalorien von Schokoriegeln und Süßigkeiten.

Der Körper macht eines von zwei Dingen

mit Energie, oder metabolisiert es durch Anabolismus, oder metabolisiert es durch Katabolismus. Das heißt, es wandelt entweder Energie (Kalorien) in Zellen/Gewebe um, oder es nutzt diese Energie (Kalorien), um Zellen abzubauen.

Wenn es einen Energieüberschuss gibt und der Körper ihn nicht nutzen kann, um die Bedürfnisse des Augenblicks zu befriedigen, wird er gezwungen sein, Zellen mit dieser zusätzlichen Energie zu schaffen. Er muss es tun.

Du willst es nicht unbedingt, aber nachdem du erkannt hast, dass Energie nicht für irgendetwas verwendet werden kann (wie z.B. für Sport oder Verdauung von Nahrung), musst du sie durch Anabolismus in Zellen verwandeln.

Was ist mit den zusätzlichen Zellen? Ja, du hast es erraten: mehr Gewicht.

Kurz gesagt, das ganze Thema Kalorien/Metabolismus/Gewichtszunahme dreht sich wirklich um überschüssige

Energie. Wenn es zu viele Kalorien im Körper gibt, werden sie zu Fett.

Manchmal werden diese zusätzlichen Kalorien zu Muskeln. Tatsächlich benötigen Muskeln Kalorien, um ihre Masse aufrechtzuerhalten, also verbrennen Menschen mit starkem Muskeltonus Kalorien, ohne etwas zu tun; ihr Stoffwechsel verbrennt sie für sie.

Dies ist der Hauptgrund, warum Bewegung und schlanker Muskelaufbau Teil eines allgemeinen Programms zur Steigerung des Stoffwechsels ist. Je mehr mageren Muskel Sie haben, desto mehr Orte können überschüssige Kalorien gehen, bevor sie sich in Fett verwandeln.

> ### *Das gewisse Etwas an Fettzellen*

Es gibt ein böses Gerücht, dass Fettzellen dauerhaft sind. Leider ist das Gerücht wahr. Die meisten Experten sind sich einig, dass Fettzellen, sobald sie gebildet sind, dauerhaft sind. Aber das bedeutet keinen Pessimismus für diejenigen von uns, die es ertragen könnten, ein paar Pfund abzunehmen. Obwohl Experten glauben, dass Fettzellen dauerhaft sind, sind sie sich auch einig, dass Fettzellen reduziert werden können. Selbst wenn die Anzahl der Fettzellen in Ihrem Körper gleich bleibt, können Größe, Aussehen und Prozentsatz Ihres Gesamtgewichts reduziert werden.

Tipps und Techniken

Es besteht die Möglichkeit, dass Sie versucht haben, Ihren Stoffwechsel mindestens einmal in Ihrem Leben zu erhöhen. Vielleicht waren Sie sich nicht ganz sicher, was ein Stoffwechsel ist, oder wussten nicht, wie Sie Ihre Ziele erreichen können.

Möglicherweise haben Sie ein rigoroses Jogging- und Muskeltrainingsprogramm gestartet. Oder er fing an, mehrere kleine Portionen pro Tag zu essen, anstatt drei große traditionelle Portionen. Möglicherweise fingen Sie an, alle Arten von Nahrungsergänzungsmitteln zu nehmen, die versprachen, Ihren Stoffwechsel zu erhöhen.

Die Sache ist die, dass alle diese Methoden funktionieren können.

Bewegung, strategisches Essen und die

Sicherstellung, dass Ihr Körper ausreichende Nahrungsergänzungsmittel für den Katabolismus hat, sind drei der vielen Ideen zur Gewichtsabnahme, die im Allgemeinen gut sind.

Also, wo liegt das Problem?

Das Problem ist, dass viele von uns kein wirkliches wissenschaftliches Verständnis davon haben, was, wie oder warum diese Methoden den Stoffwechsel anregen.

Zum Beispiel kann eine Person ein intensives Trainingsprogramm beginnen, das bedeutende kardiovaskuläre aerobe Bewegungen wie Joggen oder Radfahren beinhaltet. Nach einer Woche kann diese Person eine Gewichtsabnahme bemerken.

Aber ist dies auf eine Steigerung des Stoffwechsels zurückzuführen? Vielleicht ja, vielleicht nein. Könnte es an einem Wasserverlust durch Schweiß liegen, der nicht richtig ersetzt wurde? Vielleicht ja, vielleicht nein.

Viele Menschen riskieren ihre Gesundheit, weil sie die Tipps, Strategien und Techniken zur Verbesserung ihres Stoffwechsels nicht verstehen. Die beliebte und viel beachtete Online-Publikation i-Village zeigt 11 wichtige Möglichkeiten auf, den Stoffwechsel zu beschleunigen. Um die Präsentation und Diskussion hier zu erleichtern, haben wir diese 11 Leitgedanken in 3 große Kategorien eingeteilt:

- ✓ Übung
- ✓ Lebensstil
- ✓ Diät

Wenn Sie jeden der 11 Schlüsselpunkte durchgehen, werden Sie feststellen, dass es einige Überschneidungen zwischen ihnen gibt. Zum Beispiel ist es schwer vorstellbar, dass die Einführung von Bewegung in Ihr Leben keine Lifestyle-Entscheidung ist.

Bleiben Sie nicht in den Kategorien hängen; sie werden nur zur Verfügung gestellt, um diese Punkte zu organisieren und um Ihnen zu helfen, in Zukunft leicht auf sie zu verweisen. Wichtig ist, jeden der 14 Punkte zu verstehen und zu bewerten, wie man sie verantwortungsbewusst in sein Leben integrieren kann.

Übungen

Bewegung ist ein wichtiger Bestandteil der Stoffwechselanregung und der Kalorienverbrennung.

Es sei denn, Sie sind mit einem dieser ungewöhnlich aktiven Stoffwechsel geboren, der es Ihnen ermöglicht, Tausende von Kalorien pro Tag zu essen, ohne Gewicht zuzulegen, sind Sie wie die große Mehrheit von uns, die unseren Stoffwechsel einen kleinen Kick geben müssen.

Herz-Kreislauf-Training (Aerobic) ist ein wichtiger Teil der Stoffwechselanregung. Erhöhte Herzfrequenz, Durchblutung, Körpertemperatur, Sauerstoffaufnahme oder Kohlendioxidaustausch senden Nachrichten an Ihr Stoffwechselsystem, um den Stoffwechsel einzuleiten (Abbau von Zellen und deren Nutzung als

Energiequelle).

> ## *Muskelaufbau*

Viele Menschen, insbesondere Frauen, sind sehr misstrauisch gegenüber einem Trainingsprogramm, das zu einer Muskelentwicklung führen kann. Es gibt eine Vorstellung, dass Muskelaufbau zu Muskelmasse führt, und innerhalb kurzer Zeit werden Sie wie ein Bodybuilder aussehen.

Solange Frauen ihr Training nicht mit spezifischen muskelaufbauenden Nahrungsergänzungsmitteln ergänzen, gibt es keinen Grund zur Sorge, denn der Aufbau schlanker Muskeln macht sie nicht voluminöser.

Aber warum sollte man sich überhaupt Gedanken über den Aufbau von Muskeln machen?

Weil ein Pfund Muskel mehr Kalorien verbrennt als ein Pfund Fett. Je mehr Muskeln Sie also haben, desto mehr

Kalorien verbrennen Sie. Du musst nicht einmal etwas tun. Sie werden einfach mehr Kalorien verbrennen, denn der Muskel erfordert einen höheren Energieaufwand.

Aber wenn Sie Muskeln aufbauen und sie dann verlassen, ohne sie zu trainieren, werden die Muskelfasern im Laufe der Zeit schwächer und Sie werden diese wunderbare Fabrik verlieren, die Kalorien verbrennt.

> ### *Intervalltraining*

Das Grundprinzip der Gewichtsabnahme hinter dem Training ist der Katabolismus.

Im Wesentlichen, wenn Sie Ihren Körper so gestalten können, dass er mehr Energie benötigt, wird Ihr Körper die Abbauzellen erfüllen, um sie zu liefern. Und der Stoffwechselprozess verbrennt Kalorien.

Basierend auf dieser Logik passt das Intervalltraining also in den Gesamtplan.

Intervalltraining ist einfach das Hinzufügen einer energiereichen Verbrennungskomponente zu Ihrem Trainingsplan, die selten oder in Abständen durchgeführt wird.

Zum Beispiel, wenn Sie jeden zweiten Tag 20 Minuten lang joggen können, stärken Sie Ihren Stoffwechsel und verbrennen Kalorien/Energie. Aber Sie können tatsächlich überproportional mehr Kalorien verbrennen, wenn Sie während dieser 20 Minuten Joggen einen 30-Sekunden- oder 1-Minuten-Sprint hinzufügen.

Warum ist das so? Denn während dieser 30 Sekunden oder 1 Minute geben Sie Ihrem Körper einen kleinen Ruck.

Es ist kein ungesunder Shake, aber genug, damit dein Körper die Dinge auf den Kopf stellen muss. Und um Ihren zusätzlichen Energiebedarf auszugleichen, verbrennt Ihr Körper mehr Kalorien.

Intervalltraining funktioniert nur, wenn

es sich um Intervalltraining handelt. Die Vorteile, die Sie durch das Intervalltraining genießen, sind vor allem darauf zurückzuführen, dass Ihr Körper plötzlich mehr Energie benötigt.

Während Sie vorankamen und Ihren Energiebedarf während des Herz-Kreislauf-Trainings decken, müssen Sie plötzlich für 30 Sekunden oder eine Minute an etwas anderem festhalten; und in diesem Zeitraum wird Ihr Stoffwechsel noch mehr angeregt.

Wenn Sie sich entscheiden, Ihren 30-Sekunden- oder 1-Minuten-Sprint auf einen 20-Minuten-Sprint zu erweitern, würden Sie einfach nicht alle Vorteile nutzen.

Ja, Ihr Körper würde mehr Energie verbrauchen, wenn er sich auf den höchsten Bereich Ihrer aeroben Trainingszone erstrecken würde. Aber Ihr Körper wird nicht unbedingt den Ruck bekommen, der nur vom Intervalltraining kommt.

Also denken Sie daran: Ihr Ziel beim Intervalltraining ist es, Ihren Körper gesund zu erschüttern, wo es plötzlich zu sich selbst sagt:

"Whoa! Wir brauchen hier schnell mehr Energie, diese Person hat ihre Herzfrequenz von 180 Schlägen pro Minute auf 190 Schläge pro Minute erhöht. Wir gehen zu jeder verfügbaren Zelle, wie den Fettzellen in der Taille, und wir bauen sie durch den Katabolismus ab, damit diese Person die Energie bekommen kann, die sie braucht.

Das Intervalltraining kann länger als 30 Sekunden oder eine Minute dauern. Einige Experten schlagen vor, dass Sie Intervalltraining für 30-40 Minuten verwenden können, abhängig von Ihrem Gesundheitszustand und dem Aussehen Ihres gesamten Trainingsprogramms.

Der Grund, warum wir uns auf eine Zeit von 30 Sekunden bis 1 Minute konzentrieren, ist einfach, damit Sie klar verstehen, dass Intervalltraining eine Art Mini-Training innerhalb eines Trainingsprogramms ist.

Und wie immer, übertreiben Sie nicht Ihr Intervalltraining. Ihr Ziel hier ist es, gesünder und stärker zu sein und dabei Gewicht zu verlieren.

Du verdienst nichts, wenn du so schnell läufst oder während des Trainings in Intervallen, die du dir selbst verletzt hast, ein so hartes Fahrrad fährst. Tatsächlich untergräbt es Ihre eigene Gesundheit und Sie müssen möglicherweise aufhören zu trainieren, während gerissene Muskeln oder andere Beschwerden heilen.

Vielfalt der Übungen

Es gibt einige einfache Möglichkeiten, Ihrem Trainingsprogramm Abwechslung zu verleihen. Zusätzlich zum Intervalltraining können Sie eine längere Routine in kleinere Teile unterteilen.

Zum Beispiel, anstatt sich auf ein Training von 1x1 Stunde pro Tag festzulegen, kann es in 2x30 Minuten Trainingseinheiten oder sogar 3x20 Minuten Trainingseinheiten unterteilt werden.

Sie können auch zusätzliche Bewegung in Ihrem Alltag bekommen, indem Sie z.B. die Treppe anstelle des Aufzugs nehmen. Oder beginnen Sie den Tag mit einem kurzen Spaziergang anstelle von Kaffee und Zeitung. Anstatt in der Nähe des Eingangs zu einem Gebäude zu parken, parken Sie so weit wie möglich und gehen

Sie zu Fuß.

Alle diese Tipps bieten zwei Vorteile, die den Stoffwechsel anregen.

Erstens kannst du Bewegung mehr Spaß machen. Während es wichtig ist, eine Trainingsroutine zu haben, ist es keine gute Idee, eine langweilige Trainingsroutine zu haben, denn dann sind die Chancen, aufzuhören, viel größer.

Daher hilft Ihnen das Hinzufügen dieser neuen Elemente zu Ihrem gesamten Trainingsprogramm einfach, sich an das Programm zu halten. Und da Bewegung ein wesentlicher Bestandteil der Anregung des Stoffwechsels ist, ist jede Technik oder Beratung, die Ihnen hilft, langfristig weiter zu trainieren, ein kluger Rat.

Der zweite wichtige Vorteil der Abwechslung in Ihrem Trainingsprogramm führt uns zurück zu dem oben beschriebenen Konzept des Intervalltrainings.

Wenn Sie Ihrem Training Abwechslung verleihen, kann Ihr Körper keine Rille einnehmen. Denke daran, dass der Körper eine bemerkenswerte Arbeit ist, und du wirst immer danach streben, Dinge effizient zu tun.

Natürlich spielt der Gesamtzustand Ihrer Gesundheit, der durch die Genetik und andere Faktoren außerhalb Ihrer Kontrolle beeinflusst werden kann, eine Rolle für die Leistungsfähigkeit Ihres Körpers.

Aber egal, wie dein Körper vereint ist, du willst die Dinge so effizient wie möglich machen. Wenn Sie also mit dem Training beginnen, entwickelt Ihr Körper eine Erwartung der Energieproduktion. Er tut es nicht, um faul zu sein, er tut es, weil es effizient ist. Wenn Ihr Körper anfängt vorherzusagen, dass Sie eine bestimmte Menge an Energie benötigen, um einen 20-minütigen Jogging durchzuführen, aber dann laufen Sie für 2 Minuten, gefolgt von 5 Minuten Gehen, 2 Minuten Joggen und 1 Minute Laufen mit voller Geschwindigkeit, kann Ihr Körper eine große Menge an Energie benötigen, um Ihnen zu helfen, dies zu erreichen.

Infolgedessen können Sie sich außer Atem oder müde befinden, wenn Ihr Körper danach strebt, diesen erhöhten Bedarf zu decken. Natürlich ist der Stoffwechsel beteiligt und der Stoffwechsel Ihres Körpers wird gesteigert.

Aber mit der Zeit, vielleicht einen Monat oder mehr, wird Ihr Körper einfach effizienter. Sie wird stärker und kann ihren Energiebedarf viel effizienter decken. Ihre Gesundheit hat sich verbessert und Ihr Körper muss weniger arbeiten, um Ihren Energiebedarf zu decken.

Ironischerweise kann dies Ihre Bemühungen, den Stoffwechsel anzuregen, tatsächlich verdunkeln, weil Sie wollen, dass Ihr Körper den Prozess des Abbaus beginnt, aber wenn Ihr Körper effizient arbeitet, wird er nicht in Ihre Reserven (z.B. Fettzellen) eindringen, um Ihnen die Energie zu liefern, die Sie benötigen.

Der Trick ist also, die Vielfalt in Ihrem Training zu erhalten. Viele Menschen entscheiden sich für Cross-Training. Es zielt auf verschiedene Muskelgruppen ab, verhindert aber, dass Ihr Körper eine Furche findet, durch die er versucht, Ihnen zu helfen, Ihren Stoffwechsel zu verlangsamen.

Denke daran, dass dein Körper solche Bücher nicht liest. Es ist nicht nötig, und es ist ihm egal. Sie haben keine Ahnung, dass ein schnellerer Stoffwechsel "gut" oder "schlecht" ist.

Dein Lebensstil

Die Vereinbarkeit von Arbeit, Familie, Hobbys und anderen Verpflichtungen bedeutet oft, dass unser Lebensstil nicht so sehr eine Wahl, sondern eine Notwendigkeit ist, aber wir können kleine Dinge tun, die helfen, unseren Stoffwechsel zu beschleunigen.

Kennen Sie Leute, die sorgfältig fettarme, kalorienarme Mahlzeiten wählen, sehr diszipliniert sind, wenn es darum geht, dem speziellen Nusskuchen des Küchenchefs zum Nachtisch zu widerstehen, und dennoch ein oder zwei Gläser Wein zu ihrem Essen verlangen?

Diese Menschen untergraben ihre Bemühungen, ihren Stoffwechsel anzuregen.

Studien zeigen, dass der Konsum von Alkohol zu den Mahlzeiten tatsächlich die

Überernährung fördert, was mehr Kalorien bedeutet, die verbrannt oder in Fett umgewandelt werden müssen.

Viele Menschen sind sich einfach nicht bewusst, dass viele alkoholische Getränke mit Kalorien beladen sind, fast so viel wie zuckerhaltige Softdrinks.

Eine Flasche Bier oder ein Cocktail enthält einige hundert Kalorien. Wein ist weniger, fügt aber trotzdem seine Kalorienmenge hinzu. Der Rat hier ist nicht, den Alkoholkonsum ganz einzustellen, sondern sich bewusst zu sein, dass Sie Ihre Kalorienzufuhr erhöhen.

➤ *Ruhepause*

Die meisten von uns haben nicht so viel Kontrolle über die Menge des Schlafes, wie wir sollten. Arbeit, Familie, Bildung, Hausarbeit und viele andere Aufgaben können uns buchstäblich davon abhalten, die Zeit zu schlafen, die wir brauchen.

Experten sagen uns, dass genügend Schlaf den Stoffwechsel verbessert. Menschen, denen ständig der Schlaf entzogen wird, stellen in der Regel fest, dass sie weniger Energie haben, um ihre täglichen und regelmäßigen Aktivitäten auszuführen.

Infolgedessen reduzieren schlaflose Menschen oft ihren eigenen Stoffwechsel. Sie haben einfach nicht die Kraft, Lebensmittel effizient abzubauen, insbesondere Kohlenhydrate. Das ist ein sehr schwieriges Thema, denn viele Menschen finden nur durch die Ausleihe ihrer Freizeit Zeit zum Training.

Beispielsweise kann eine Person nach einem langen Arbeitstag und der Bewältigung familiärer und häuslicher Verpflichtungen feststellen, dass sie nur bis spät in die Nacht trainieren muss. Was soll er dann tun?

Letztendlich geht es um das Gleichgewicht. Natürlich, wenn Sie bereit sind zu trainieren und Ihr Arzt zustimmt, dass es gesund für Sie ist, dann werden Sie nicht in Form kommen, indem Sie schlafen, anstatt zu trainieren.

Wenn Sie jedoch Zeit vom Schlaf zum Training stehlen, können Sie tatsächlich mehr Schaden als Nutzen anrichten, denn am nächsten Tag werden Sie nicht genug Energie haben, um zu verdauen, was Sie essen. Die Antwort auf diesen Teufelskreis ist im Gleichgewicht.

Du musst nicht jede Nacht trainieren. Oder vielleicht können Sie ein Training tagsüber, mittags oder direkt nach der Arbeit in Ihr Leben integrieren.

Die meisten Fitnessstudios sind sehr früh geöffnet, einige sogar 24 Stunden am Tag. Sie können auch einige Fitnessgeräte für Ihr Zuhause und Bewegung dort.

Wenn Sie feststellen, dass Sie Schlafstörungen haben, kann dies auch die Geschwindigkeit Ihres Stoffwechsels negativ beeinflussen, da Sie am nächsten

Tag nicht genügend Energie haben. Schlaflosigkeit und andere Schlafstörungen sind sehr häufige Probleme.

Einige nicht-medizinische Tipps, die Ihnen helfen, einzuschlafen, sind unter anderem:

- Iss nicht zu spät in der Nacht.
- Versuchen Sie, warme Milch zu trinken, bevor Sie ins Bett gehen.
- Schalten Sie den Fernseher nachts nicht ein.
- Probieren Sie Yoga oder andere stresslösende Praktiken aus.
- Versuchen Sie, vor dem Schlafengehen ein heißes Bad zu nehmen.
- Trainiere nicht in der Nähe des Schlafes, dein Körper kann so energetisiert sein, dass du nicht schlafen willst.

Du musst lernen, dich zu entspannen.

Wir haben Yoga in der Things to Do-Liste oben kurz bemerkt, und das führt uns zu einem weiteren wichtigen Einfluss des Stoffwechsels, dem Stress.

Experten glauben, dass Stress unerwünschte Signale an unseren Körper senden kann, die zu einem langsameren Stoffwechsel führen. Im Wesentlichen, wenn der Körper unter ständigem Stress steht, setzt er Stresshormone frei, die das System überfluten. Diese Stresshormone sagen dem Körper tatsächlich, größere Fettzellen im Bauchraum zu bilden. Das Ergebnis kann eine Gewichtszunahme und ein verlangsamter Stoffwechsel sein.

Einige einfache Stressabbaumittel sind:

✓ Mehr gehen

- ✓ Entspannende Musik hören
- ✓ Meditieren
- ✓ Yoga üben
- ✓ Nicht stimulierende Lebensmittel essen (z.B. kein Koffein, kein Zucker, etc.).
- ✓ Neuorientierung auf Selbst- und Entspannungsbewusstsein

Daher gibt es einen Zusammenhang zwischen der Höhe des Stresses, den Sie erleben, und Ihrer Fähigkeit, Zellen abzubauen und Gewicht zu verlieren.

Wenn Sie sich nicht entspannen wollen, weil Sie keine Zeit haben, spielt Ihr gestresstes Leben wahrscheinlich eine Rolle bei Ihrer Gewichtszunahme oder bei Ihrer Unfähigkeit, Gewicht zu verlieren.

➢ *Nur für Frauen*

Wissenschaftler haben festgestellt, dass die 2-wöchige Periode vor der Menstruation eine Zeit der erstklassigen Fettverbrennung ist. Australische Studien haben gezeigt, dass Frauen in den zwei

Wochen vor ihrer Periode bis zu 30% mehr Fett verbrennen konnten.

Zu diesem Zeitpunkt ist die Produktion von Östrogen und Progesteron im weiblichen Körper auf einem Allzeithoch. Da diese Hormone dem Körper sagen, dass er Fett als Energiequelle nutzen soll, kann sich Bewegung während dieser Zeit wirklich lohnen. Der Körper wird geneigt sein, nach Fettzellen für den Stoffwechsel zu suchen.

Hasse keine Kalorien

Das Wort Kalorie hat einen schlechten Ruf. Wir sind ständig mit Lebensmitteln konfrontiert, die kalorienarm oder kalorienreduziert sind.

Die Kalorien, die aus dem Kuchen kommen, sind leere Kalorien, was bedeutet, dass es keinen echten Nährwert gibt, den Ihr Körper extrahieren und nutzen kann. Aber im Großen und Ganzen ist es nicht ratsam, dass Ihr Stoffwechsel ein Kalorienvernichter wird.

Wenn Sie plötzlich die Menge der Kalorien, die Sie essen, verringern, wird Ihr Körper nicht versuchen, mehr mit weniger zu erreichen. Es verursacht nicht unbedingt einen Stoffwechsel und reduziert somit Gewicht und Fettzellen. Stattdessen wird Ihr Körper versuchen, Sie am Leben zu erhalten, indem er Ihren Stoffwechsel verlangsamt. Er wird einfach glauben, dass etwas nicht stimmt, vielleicht bist du irgendwo ohne Essen gefangen, und er wird anfangen, mit Energie wirklich billig zu werden.

Also, was ist das Endergebnis? Wenn dein Körper 2000 Kalorien pro Tag braucht, um zu überleben, und dir plötzlich nur 1000 gibt, wirst du nicht anfangen, 1000 Kalorien von Zellen zu verbrennen, die du in deinen Liebesgriffen herumliegen hast.

Stattdessen verlangsamt Ihr Körper Ihren Stoffwechsel. Du wirst wirklich versuchen, so viel Energie wie möglich aus diesen 1000 Kalorien zu gewinnen, weil du nichts verschwenden willst.

Du wirst dich müder fühlen, weil dein Körper so energiegierig ist, und du wirst deine 1000-Kalorien-Ration für essentielle Systeme wie Blutversorgung und Sauerstoff verwenden.

Im Stoffwechsel verbrennen Sie keine zusätzlichen Kalorien. Tatsächlich können Sie Gewicht zunehmen, indem Sie Ihre Kalorienzufuhr drastisch reduzieren.

Die andere Seite der Medaille ist, dass Sie eine tägliche Kalorienzufuhr konsumieren sollten, die proportional zu Ihrer Körpergröße, Art und Gewichtsabnahme ist.

Sobald Sie die Menge der Kalorien bestimmen, die Sie benötigen, können Sie sie Ihrem Körper durch gesunde und effiziente Kalorien zur Verfügung stellen. Zum Beispiel, wenn Ihr Körper 1500 Kalorien pro Tag benötigt, und eine doppelte Schokoladenkuchenscheibe 500 davon liefert, können Sie sehen, dass das

Essen nur einer Scheibe ein Drittel Ihres täglichen Kalorienbedarfs einnimmt, und das ist nicht gut.

Auf der anderen Seite sehen Sie, dass das Trinken einer leckeren Beerenfrucht aus Joghurt und Nüssen die Hälfte der Kalorien liefern kann, aber es versorgt Sie mit essentiellen Nährstoffen, Vitaminen und anderen Elementen, die Ihr Körper benötigt, um seine Aufgabe auf gesunde Weise zu erfüllen.

Mehrmals am Tag essen

Nach der Diskussion über Kalorien ist es auch hilfreich zu bedenken, dass häufiges Essen am Tag sehr gut zur Anregung des Stoffwechsels beitragen kann. Dafür gibt es eine Reihe von Gründen.

Der erste Grund ist, dass Menschen, die dazu neigen, den ganzen Tag zu essen, deutlich weniger Snacks herstellen. Infolgedessen neigen sie dazu, Pommes frites oder Schokoriegel zu vermeiden, die sie sonst essen würden, wenn sie plötzlich Hunger hätten.

Menschen, die den ganzen Tag essen, neigen nicht dazu, starke Hungerschmerzen zu erleiden, weil sie einen konstanten Fluss von Nahrung haben, der in den Körper gelangt.

Der zweite Grund ist, dass Sie durch den ganztägigen Verzehr Ihren Stoffwechsel ständig in Bewegung halten. Es ist, als würde ein Generator die ganze Zeit laufen. Es verbraucht mehr Strom, als wenn du es dreimal am Tag einschalten würdest.

Wenn Sie vorhaben, öfter zu essen, sollten Sie ein Ernährungstagebuch führen, das aufzeichnet, was Sie den ganzen Tag über essen und trinken.

Sie sollten die Kalorienwerte dessen, was Sie essen, sowie die allgemeinen Nährwerte kennen.

Sich nur auf Kalorien zu konzentrieren, ist die halbe Arbeit. Sie müssen sicherstellen, dass Sie genügend Protein, Kohlenhydrate, ungesättigte Fette und andere Vitamine und Mineralien essen, die Ihr Körper benötigt, um optimal zu funktionieren.

> ### *Früher essen*

Das Frühstück ist die wichtigste Mahlzeit des Tages, um den Stoffwechsel anzuregen und das Abnehmen zu erleichtern. Frühstücksesser sind viel weniger geneigt, den ganzen Morgen über Snacks zu essen. Natürlich, wenn Sie häufiger essen, können Sie zwischen Frühstück und Mittagessen noch etwas essen.

Studien haben gezeigt, dass sich der Stoffwechsel im Schlaf verlangsamt und normalerweise nicht mehr funktioniert, bis Sie essen. Daher ist es wie beim Stoffwechsel, den Tag mit dem Frühstück zu beginnen. Tatsächlich werden Sie den ganzen Tag über mehr Kalorien verbrennen, indem Sie einfach frühstücken.

Denken Sie daran, während Sie Frühstück essen, kontrollieren Sie sowohl die Portionen als auch den Inhalt. Du willst nicht bis zum Punkt essen, dass du völlig satt bist, weil du den ganzen Tag essen willst und du wirst es nicht können, wenn es voll ist.

Achten Sie gleichzeitig auf fettreiches Frühstück. Studien haben gezeigt, dass fettreiche Frühstücke, wie z.B. Speck und Würstchen, nicht nur viel Kalorien hinzufügen, sondern auch sehr bald wieder hungrig machen. Neben der Aufnahme einer großen Menge an Fett und Kalorien werden Sie in der Regel in wenigen Stunden wieder hungrig sein.

Alternativ dauert das ballaststoffreiche Frühstück länger, so dass der Körper für einige Zeit keinen Hunger mehr hat.

Dieses ist etwas, im Verstand zu halten; und es kann erklären, warum viele Leute, die Frühstück essen, schmerzlich hungrig um die Mittagszeit sich finden. Es ist nicht Ihr "hyperaktiver Stoffwechsel" bei der Arbeit, es ist der hohe Fettgehalt, der schnell verdaut wurde.

Protein

Studien haben gezeigt, dass die richtige Menge an Protein in Ihrem System die Geschwindigkeit Ihres Stoffwechsels tatsächlich erhöhen kann. Es benötigt mehr Energie, um Proteine abzubauen als viele andere Lebensmittel. Je länger der Körper braucht, um Proteine abzubauen, desto mehr Kalorien werden Sie verbrauchen.

Verschiedene Menschen benötigen täglich unterschiedliche Mengen an Protein. Diejenigen, die Muskeln trainieren und aufbauen, benötigen normalerweise mehr als die durchschnittliche Menge.

Der USFDA Food Guide empfiehlt etwa 50 Gramm Protein pro Tag für einen relativ aktiven Erwachsenen.

Beachten Sie, dass einige Proteinquellen auch Fettquellen sind. Fast Food Burger können bis zu 20 Gramm Eiweiß liefern, liefern aber auch eine große Menge an Fett, was sie nahezu nutzlos macht. Stellen Sie sicher, dass Ihre Proteinquelle aus magerem Protein stammt. Typischerweise ist das Protein bei einigen Fischen und Hühnern mager.

Wenn Sie Vegetarier sind oder einfach nur nach mageren Proteinalternativen ohne Fleisch suchen, sind fettarmer Käse, Hülsenfrüchte (Linsen) und Joghurt gute Quellen. Überprüfen Sie einfach die Lebensmitteletiketten, um festzustellen, ob die Proteinquelle mager oder fettig ist.

> *Kohlenhydrate*

Wenn der Körper Kohlenhydrate verdaut, braucht er Spitzen von Insulin. Wenn Insulin in das System abgegeben wird, fördert es die Fettspeicherung und einige Experten glauben, dass es auch den Stoffwechsel verlangsamt.

Die guten Arten von Kohlenhydraten zu essen sind diejenigen, die reich an

Ballaststoffen sind und solche, die aus Obst und Gemüse stammen. Diese Kohlenhydratquellen haben keinen hohen glykämischen Indexwert, so dass sie keinen Anstieg des Insulinspiegels verursachen und somit die Fettspeicherung nicht fördern.

Fazit

Herzlichen Glückwunsch. Herzlichen Glückwunsch. Sie wissen mehr über den Stoffwechsel und wie man den Stoffwechsel erhöht als die meisten Menschen. Sie haben gelernt, dass der Stoffwechsel ein Prozess und kein echter Teil des Körpers ist.

Es harmonisiert zwei wesentliche Körperfunktionen: die Umwandlung von Nahrung in Zellen/Gewebe und den Abbau von Zellen zur Energieversorgung. Wir haben gelernt, dass der erste Prozess als Anabolismus und der zweite als Katabolismus bekannt ist.

Tatsächlich ist es der letztgenannte Prozess, der unsere Fähigkeit beeinflusst, Gewicht zu verlieren und zu verhindern, dass es wieder zunimmt.

Und über die biologischen Grundlagen

hinaus lernten wir auch die 3 integrierten Aspekte der Stoffwechselbeschleunigung und Gewichtsabnahme, Bewegung, Lebensstil und Ernährung. Und innerhalb jeder dieser 3 Kategorien gab es insgesamt 11 wichtige, praktische und relativ einfache Möglichkeiten, den Stoffwechsel anzuregen.

Jetzt ist es an der Zeit zu handeln. Der nächste Schritt zur Anregung des Stoffwechsels liegt bei Ihnen. Viel Glück, viel Spaß und ein besseres und dünneres Leben.

Denke nur daran, dass nicht alles über Nacht passieren wird und dass es Zeit braucht, bis du eine Veränderung in deinem Leben zum Besseren siehst.

Jetzt ja, ich wünsche dir das Beste für deine Ergebnisse, und denk daran, alles ist praktisch; Theorie ohne Handeln nützt dir nichts. Es bringt alles, was man lernt, in das wirkliche Leben.

Eine große Umarmung, deine Freundin,

Jessy!

Übrigens, wenn Sie Ihre Ergebnisse nach und nach erreichen, empfehle ich Ihnen sehr, wenn Sie viel mehr über Methoden zum Abnehmen erfahren wollen, mein Buch über "WIE Sie 10 BÜCHER DES GEWICHTS IN 10 TAGEN SCHNELL VERLASSEN", ist ein Buch, das Ihnen sicher viel auf Ihrem Weg zu "guter Gesundheit" helfen wird.

Ohne weiteres finden Sie es in der Amazon-Suchmaschine, wie: "Wie man in 10 Tagen schnell 10 Pfund Gewicht verliert" oder nach meinem Namen suchen, wie: "Jessy M. Brown"..... Ich wünsche Ihnen noch einmal viel Erfolg bei Ihren Ergebnissen!

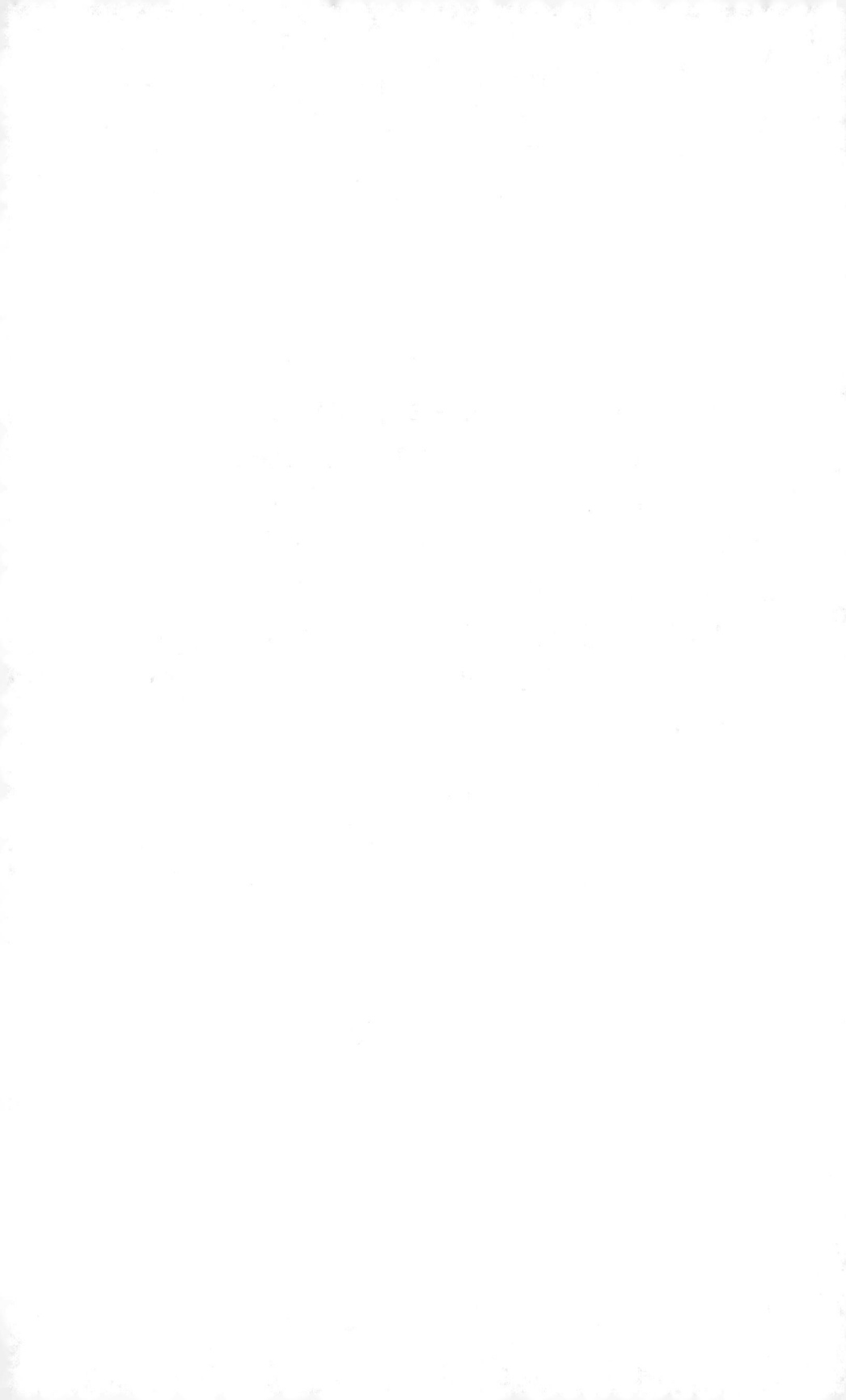

www.ingramcontent.com/pod-product-compliance
Lightning Source LLC
Chambersburg PA
CBHW070838310526
45788CB00018B/2598